ÉTUDE

SUR

LE SOMNOFORME

ET SON EMPLOI EN ART DENTAIRE

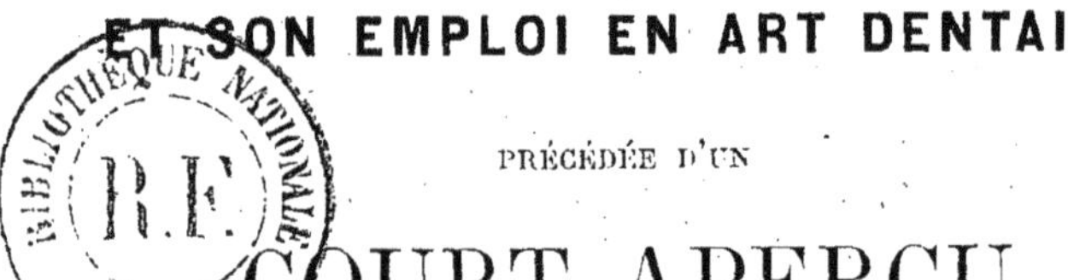

PRÉCÉDÉE D'UN

COURT APERÇU

sur les différents Anesthésiques en usage

PAR

M. G. BARBEZAT

MÉDECIN DENTISTE DE L'ÉCOLE DENTAIRE DE GENÈVE

CHIRURGIEN-DENTISTE DE LA FACULTÉ DE MÉDECINE DE PARIS

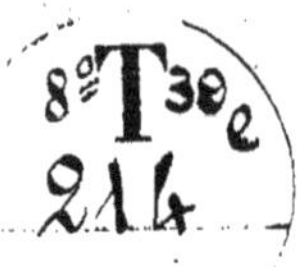

LYON

IMPRIMERIES RÉUNIES

8, RUE RACHAIS, 8

ÉTUDE SUR LE SOMNOFORME

ET LES ANESTHÉSIQUES EN USAGE

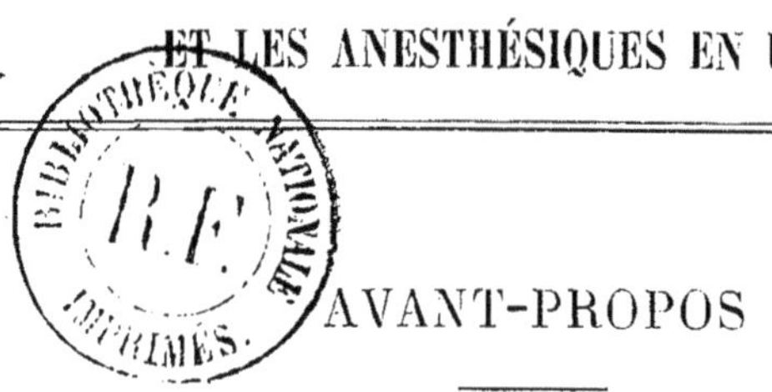

AVANT-PROPOS

An, sans ; *aïsthesis*, sensibilité ; de ces deux mots grecs on a fait le mot français anesthésie. « Sans sensibilité », sans douleur, cela s'applique à l'intervention sanglante du chirurgien. Et il n'y a pas deux siècles que la chose est entrée dans la réalité. Certes, à toutes les époques, depuis que l'homme a conscience de lui-même, on a tenté de supprimer la douleur chaque fois qu'une opération chirurgicale était nécessaire, mais les moyens étaient illusoires et les résultats nuls. Ainsi, dans ce but, les anciens pratiquaient la compression des artères et des troncs nerveux, administraient de l'opium ou une infusion de mandragore, moyen encore en usage chez les médecins chinois. Il fut même une époque, déjà lointaine, où les médecins profitaient de l'ivresse du patient pour l'opérer, croyant que dans cet état il ne sentait rien. Puis vient le moyen âge, courbé sous la toute-puissance de l'Eglise romaine. On cesse alors de s'occuper de la question, car l'Eglise réprouve la chirurgie et les opérations sanglantes : *Ecclesia abhorret a sanguine*, l'Eglise a horreur du sang. Et pour guérir l'humanité souffrante, les seuls remèdes employés sont les prières, les invocations des saints, l'application des reliques. Pauvres malades !

Même en pleine Renaissance, nous voyons que le pape, autorisant maître François Rabelais, bachelier en médecine, à donner ses soins aux malades, ne le lui permettait que « sans effusion de sang », *citra sanguinis effusionem*. Et si, vers le même temps, avec Vésale, Paracelse, Ambroise Paré et ses successeurs, la chirurgie enfreignant cette défense et secouant le joug de l'Eglise, renaît, en quelque sorte, en une période brillante, nous ne nous apercevons nullement que les praticiens aient cherché en aucune manière à diminuer ou à supprimer la douleur. Aussi, le chirurgien Jules Maisonneuve pouvait-il écrire, vers 1860, parlant des époques qui ont précédé la découverte des véritables anesthésiques : « Quant à la douleur, elle semblait tellement inhérente à la chirurgie elle-même, que l'étude de sa neutralisation, considérée comme une sorte de pierre philosophale, ne paraissait même pas digne d'occuper les esprits sérieux ».

Ce ne fut qu'au commencement du XIXe siècle, que l'on constata et établit les propriétés du premier anesthésique, le protoxyde d'azote, découvert une trentaine d'années auparavant. Et c'est à sir Humphry Davy que revient l'honneur d'avoir engagé l'humanité dans la voie de l'anesthésie effective. Depuis, la question a marché à pas de géant, on a découvert et employé de nombreux agents anesthésiques. Les noms de Morton, Warren, Bigelow, Simpson, Malgaigne, Flourens, marquent ces étapes. Enfin, il y a quelques années à peine, le docteur Rolland vient d'en créer un de toutes pièces.

Les principaux de ces différents anesthésiques, le protoxyde d'azote, l'éther sulfurique, le chloroforme, les chlorure et bromure d'éthyle, et enfin, le *somnoforme*, plus particulièrement, feront l'objet d'autant de chapitres séparés de cette modeste étude. Mais, à côté de ces grands anesthésiques, combien de moindres furent employés, puis délaissés : éther chlorique, éther nitrique, benzine, aldéhyde, bisulfure de carbone, amylène.

Avant d'entrer dans le fond de notre étude, nous présenterons quelques considérations qui permettront, par la suite, de bien nous comprendre.

Lorsque le chirurgien intervient par une opération sanglante, son bistouri, ouvrant les chairs, permet à l'air d'entrer en contact avec les mille petites veines des tissus. Etant donnée la différence de température de ces deux corps (l'air et le sang), il naît une impression pénible que, par le moyen des nerfs, le cerveau perçoit et identifie, mais dont il renvoie, à l'aide de ces mêmes nerfs, la sensation à l'endroit même où s'est produite l'impression. La douleur est le résultat de ce double voyage, et l'on peut dire que la sensibilité est un mode de l'innervation. Or, l'agent anesthésique a la propriété, étant introduit dans la circulation, de se porter vers le centre le plus nerveux, l'axe cérébro-spinal, qu'il assoupit, si l'on peut ainsi parler, éteignant, tant que dure son action, la sensibilité et suspendant les mouvements volontaires. Il ne s'ensuit pas, cependant, que le régime entier des nerfs soit aboli et qu'il n'existe plus de mouvements. A côté du mouvement voulu et commandé, existe le mouvement involontaire ou *réflexe*.

Vous avez sans doute remarqué que, durant le temps où l'on est éveillé, on abaisse et relève périodiquement la paupière supérieure sur le globe de l'œil. Ce double mouvement n'est autre chose qu'un « réflexe » produit par le contact de l'air qui tend à dessécher la conjonctive et détermine ainsi la contraction orbiculaire.

Ce sont les nerfs qui sont les centres des réflexes, c'est-à-dire l'endroit où la sensation se transforme en préparation du mouvement. Les réflexes, en général, sont utiles à celui qui pratique l'anesthésie, car ils lui permettent de suivre l'effet dans l'organisme de l'agent anesthésique ou de déterminer le point d'insensibilité. Le clignotement des paupières, réflexe palpébral de la cornée, que l'on nomme réflexe cornéen, est le plus utile dans ce cas. Mais la résolution musculaire ou relâchement des muscles en est très souvent un indice.

Cela dit, rappelons que l'étude qui va suivre est faite plus particulièrement au point de vue de l'art dentaire, qui, après avoir été l'apanage des barbiers au moyen âge, des charlatans aux XVIIe et XVIIIe siècles, est rentré dans le giron de la médecine, dont il est devenu une branche importante.

Le Protoxyde d'Azote (Az^2O)

L'année 1772 fut, pour la chimie anglaise, une année de découvertes. D'une part, le docteur Daniel Rutherford étudiait un gaz issu de l'air et qu'il nommait, dans sa thèse de doctorat, l'*air méphitique ;* de son côté, le chimiste Hales trouvait un autre gaz contenant de l'*air méphitique* et de l'oxygène. En même temps que ces deux savants, Joseph Priestley découvrait ces mêmes fluides, et appelait le second *air nitreux.*

L'*air méphitique* devait être nommé plus tard, par Guyton de Morveau, *azote*, de deux mots grecs *α*, privatif et *zoé*, vie, parce qu'un animal n'y peut vivre et qu'une bougie allumée s'y éteint.

L'air nitreux contenant à quantités égales l'azote et l'oxygène était l'oxyde azotique ou bioxyde d'azote.

Or, J. Priestley ayant laissé quelques heures en présence, dans une cornue, de la limaille de fer humide et cet oxyde azotique, se trouva en présence d'un gaz nouveau, inconnu de lui, et qui ne décelait sa présence d'aucune manière, n'ayant ni couleur, ni odeur. Toutefois, Priestley constata que sa saveur était légèrement sucrée. Ce gaz était l'oxyde azoteux ou *protoxyde d'azote*, composé de deux parties d'azote et d'une partie d'oxygène.

Bien d'autres chimistes, depuis Priestley, ont étudié ce gaz, et le résultat de leurs recherches et de leurs travaux peut se résumer ainsi : si l'on chauffe au rouge l'oxyde azoteux, on constate qu'il se décompose en donnant les deux gaz qui l'ont formé : l'azote et l'oxygène, tandis que la chaleur s'est élevée à 20° centigrades. Cette décomposition de l'oxyde azoteux et la chaleur qui s'en dégage font qu'un corps qui y brûle s'y consume avec plus d'éclat que dans l'air ordinaire, parce que la chaleur de la décomposition vient s'ajouter à la chaleur dégagée par l'action de l'oxygène sur le combustible ; ainsi une bougie, une allumette présentant quelques points incandescents s'y rallument et y brûlent d'un très vif éclat.

Le protoxyde d'azote est léger, un litre de ce gaz ne pèse pas tout à fait deux grammes ; il se dissout dans l'eau et dans l'alcool, mais dans des proportions différentes ; alors qu'un litre d'eau absorbe à peu près un litre d'oxyde azoteux, un litre d'alcool en dissout trois ou quatre.

A notre époque où l'on met l'air en bouteille, il eût été étrange que le protoxyde d'azote échappât à la règle ; en fait, dès 1825, Faraday le liquéfia à 0 degré, sous une pression de 30 atmosphères, c'est-à-dire sous un poids de 30 fois 103 kilogrammes, puisqu'on admet que l'air atmosphérique pèse sur nous à raison de 103 kilogrammes par décimétre carré, ce qui, soit dit en passant, est déjà joli, bien que ça ne paraisse guère gêner nos mouvements. Cette liquéfaction des gaz est une chose très pratique, car elle permet de conserver et de transporter très facilement de tels gaz.

Joseph Priestley obtenait l'oxyde azoteux avec de la limaille de fer humide et du bioxyde d'azote ; mais depuis, le mode de production s'est transformé. C'est de l'azotate d'ammoniaque qu'on le retire. On met environ 30 grammes de ce sel dans une cornue de verre de 100 cent. cubes de capacité et l'on chauffe doucement. Vers 210°, l'azotate d'ammonium se décompose en eau et en protoxyde d'azote, mais le gaz ainsi obtenu contient encore du bioxyde vénéneux d'azote, dont il faut le débarrasser. Pour cela, on le tamise, on le filtre, si je puis ainsi parler, en le faisant passer successivement dans une solution de potasse, qui retiendra les acides, puis à travers du sulfate ferreux, qui absorbera l'oxyde azotique ou bioxyde d'azote.

Jusqu'en 1800, le protoxyde d'azote appartenait à la chimie pure. A cette époque, un jeune savant travaillant à l'Institution pneumatique où le docteur Thomas Beddoes traitait les maladies du poumon, sir Humphry Davy, en ayant respiré pour savoir quelle était son action sur la respiration, constata que le gaz produisait une excitation cérébrale ressemblant à une sorte d'ivresse joyeuse, suivie d'une période d'insensibilité. Davy le baptisa alors *gaz hilarant*, mais l'anesthésie était encore dans les limbes, l'insensibilité passagère que provoquait l'oxyde azoteux ne fut pas utilisée. C'était le prologue de la longue carrière pratique que le protoxyde d'azote devait fournir dans le monde.

Ses véritables débuts datent de 1844. Ce fut un dentiste américain du Connecticut, le docteur Horace Wels, qui, poursuivant des expériences tendant à supprimer autant que faire se pouvait, et complètement même si possible, la douleur dans les opérations dentaires, imagina de se servir du protoxyde d'azote pour arriver à ses fins. Les résultats ne répondirent nullement à son attente : il vit se produire l'ivresse joyeuse accompagnée d'anesthésie, mais cette période d'insensibilité était très courte. C'était par l'application de l'anesthésique que péchait la méthode de Wells. Mais le point de départ est donné. Les savants, dentistes et chirurgiens, cherchent déjà, à qui mieux mieux, à perfectionner les appareils d'inhalation et y réussissent fort bien. La méthode s'améliorant, les résultats deviennent tout de suite plus satisfaisants. Cependant, le chimiste américain Jackson ayant, en 1846, reconnu à l'éther sulfurique des propriétés anesthésiques remarquables, le protoxyde d'azote tomba dans l'oubli jusqu'en 1868, où, le 30 mars, le docteur W. Evans, dentiste à Paris, rappela à l'hôpital dentaire de Londres ses propriétés d'insensibilisation. Le protoxyde reprend dès lors carrière, on s'occupe de ce méconnu, si bien, qu'en novembre 1872, une commission, nommée par la Société odontalgique de Londres et l'administration de l'hôpital dentaire de cette même ville, se livre, avec lui, à de nombreuses expériences qui font le sujet d'un rapport très favorable au protoxyde d'azote, et d'où il ressort que, avec ce gaz :

1° L'anesthésie s'obtient d'une manière très rapide et satisfaisante ;

2° Que le réveil, après l'insensibilité, s'effectue sans difficulté et n'est suivi d'aucune espèce d'accidents ou incidents fâcheux.

Quelques années plus tard, en 1878, Paul Bert, étudiant les effets de la pression atmosphérique sur les organes et le sang de l'homme, expérimente l'anesthésie au protoxyde d'azote mélangé avec l'oxygène. Faisant placer le malade dans une sorte de cloche, qu'on a nommée cloche pneumatique, où il pouvait varier à son gré la pression atmosphérique, Paul Bert obtint, sous le poids de deux atmosphères, soit 206 kilogrammes environ par décimètre carré, une anesthésie rapide et parfaite, en employant une mélange à parties égales de protoxyde d'azote et d'air, soit 50 % à peu près de l'un et de l'autre, qu'il faisait inhaler au patient. Ce fut le moment de grande vogue de l'oxyde azoteux ; les plus grands chirurgiens, tels que Labbé, Preterre, Péan, l'employèrent d'après la méthode de Paul Bert dans toutes leurs opérations.

Enfin, le docteur Martin, de Lyon, se livre à une étude des plus approfondies de ce même procédé et publie le résultat de ses travaux et recherches en un ouvrage où il recommande, comme condition essentielle, de n'employer le protoxyde d'azote qu'à l'état de très grande pureté et, notamment, bien débarrassé de bioxyde d'azote, vénéneux en quelque sorte, et qui pourrait produire des conséquences fâcheuses et dangereuses. Quant aux proportions du mélange anesthésiant à inhaler, ses recherches l'ont amené à recommander l'emploi d'un gaz composé des proportions suivantes :

88 parties de protoxyde d'azote,
12 parties d'oxygène.

Le docteur Hilleseger, de Vienne, avait déjà utilisé ces proportions et s'en était fort bien trouvé, usant du mélange sous une pression de 110 à 115 centimètres, pour redescendre à 95 centimètres seulement.

Vers 1878 également, Clover employa, mélangé au protoxyde d'azote, l'éther sulfurique, et ce mélange est encore très employé en Amérique et aux Etats-Unis, de préférence au chloroforme.

Néanmoins, ce dernier anesthésiant a été, lui aussi, uni au protoxyde d'azote par Ducourneau et Darne. Mais les anesthésiques généraux ont prévalu et paraissent devoir définitivement remplacer le protoxyde d'azote.

Relatons, avant de laisser le gaz hilarant, que l'action anesthésique du protoxyde d'azote est une asphyxie de courte durée, dont le début est marqué par une petite période d'excitation, l'ivresse joyeuse de Davy. Le protoxyde d'azote agit différemment selon le tempérament du malade et sa nervosité, et c'est ainsi que l'on a constaté parfois une sorte de subjectivité chez le patient, qui est plongé comme dans un commencement d'hypnose.

Ether sulfurique ($C^4H^{10}O$)

En l'an 1540, l'alchimiste Valerius Cordus, en chauffant un mélange d'alcool et d'acide sulfurique, obtint un liquide très fluide, dénué de couleur, mais possédant une odeur excessivement forte et caractéristique qui alourdit le cerveau, et doué d'une saveur âcre et brûlante. C'était l'oxyde d'éthyle ou éther, improprement appelé *éther sulfurique*.

Etudié d'abord par le Suédois Scheele, dans la seconde moitié du XVIIIe siècle, l'éther ne livra ses propriétés anesthésiques qu'en 1818, au célèbre chimiste et physicien anglais Faraday. Ces études furent approfondies et complétées vers le milieu du XIXe siècle, par Jean-Baptiste Dumas, l'illustre fondateur de l'Ecole centrale des arts et manufactures.

Ces grands travaux permirent d'établir que l'éther, très léger, surnage à la surface de l'eau, qui n'en dissout qu'une faible quantité ; l'éther du reste, s'il dissout un peu plus d'eau, n'en dissout lui-même que très peu, mais, en revanche, il dissout le soufre, le phosphore, l'iode et les substances riches en carbone : huiles, graisses. Si l'on fait passer de la vapeur d'éther sur un tube de porcelaine porté au rouge, on obtient les mêmes produits que donne l'alcool et surtout, de grandes quantités d'acétylène.

Dans les laboratoires, l'éther n'est employé que comme dissolvant ; dans les cliniques médicale et dentaires, c'est surtout son pouvoir, lorsque l'éther est respiré mélangé à l'air, de provoquer le sommeil et l'insensibilité qui est utilisé. Ce liquide, très volatil et fort dangereux, car son mélange avec l'air, en présence d'une flamme, forme un gaz détonant, fut, en 1846, l'objet des patientes recherches du chimiste américain Charles Jackson, qui établit d'une façon précise son pouvoir anesthésique, qu'avait étudié, à la même époque, un ancien associé du docteur Wells, le docteur Morton, dentiste de Boston.

D'autres savants s'employèrent à l'obtenir le plus pur possible ; Adrian obtint un fort bon éther anesthésique marquant 60 à 62° Baumé. On prépare généralement ce liquide de la façon suivante :

On introduit, dans un ballon de verre à long col, chauffé de 140 à 145° environ, 10 parties d'acide sulfurique et 7 d'alcool. Les vapeurs vont se condenser dans un flacon refroidi et donnent de l'éther et de l'eau.

On fait *digérer* l'éther pendant vingt-quatre heures avec du lait de chaux qui lui enlève son alcool, puis, après l'avoir lavé à l'eau, desséché sur du chlorure de calcium, on le rectifie au bain-marie, avec du sodium qui le rend très pur.

Comme anesthésique, l'éther a ses adeptes et ses ennemis. Anesthésiant énergique, ce liquide peut, comme du reste les autres corps employés pour le même objet, amener, par son action prolongée, des désordres physiologiques, la mort même.

Voulant éviter la possibilité de la syncope laryngo-réflexe, qui n'est autre qu'un ralentissement réflexe de la respiration pouvant aller jusqu'à la syncope, et peut aussi, selon François Franck, se porter sur le cœur (syncope cardiaque primitive), certains chirurgiens préfèrent l'éther au chloroforme. Il en est ainsi pour l'Ecole de Lyon et de Genève.

Lorsqu'on commence l'éthérisation, le malade paraît d'abord oppressé, sa poitrine agitée se soulève d'une façon désordonnée, le souffle un peu court dénote l'accélération de la respiration, qui tend à devenir insensiblement plus profonde et plus lente. Ce début est accompagné d'une période d'excitation plus forte que celle obtenue par le chloroforme, les muscles se raidissent, le malade s'agite, surtout si c'est un alcoolique, le sang qui s'était porté à la peau, sous l'effort de la pression cardiaque, tend à reprendre son cours normal, la respiration lente et profonde est régulière, le malade s'endort, il est insensible.

A partir de cet instant, et pendant tout le temps que doit durer l'anesthésie, il est nécessaire de surveiller attentivement l'état des organes de la respiration et de la circulation, pouls, face, mouvements du thorax. C'est alors que les syncopes sont à redouter. Si la respiration s'arrête, il faut immédiatement projeter en avant la mâchoire inférieure, pour empêcher la langue de se replier dans le pharynx, pratiquer une expiration forcée en appuyant fortement sur le thorax du patient, puis, si cela ne produit pas de résultat, pratiquer la respiration artificielle par des tractions rythmées de la langue.

Quelquefois, la respiration faiblit, le pouls devient rare ou peu fréquent, ce phénomène s'accompagne en général de rigidité des muscles, le mieux est de réveiller le patient par la flagellation à l'aide de la main ou d'un linge mouillé, et continuer l'anesthésie une fois ces symptômes passés.

Enfin, il est certains sujets qui, respirant très lentement, paraissent retenir leur respiration ; pour se rendre compte exactement si la fonction se fait, il suffit de respirer synchroniquement, c'est-à-dire en aspirations et expirations identiques à celles du sujet.

A l'inhalation, l'éther provoque la toux spasmodique, le sujet salive, il se produit même une sécrétion bronchique. Les vomissements sont aussi fréquents ; lorsqu'ils se produisent, il faut, avant de reprendre l'inhalation, nettoyer soigneusement le fond de la bouche, puis reprendre et pousser l'inhalation. Si ces vomissements se répètent, on peut employer avec succès l'eau chaude, le thé ou le café noir, le champagne glacé, Ruger même déclare avoir employé avec succès, dans quelques cas, le vin d'ipéca.

Lorsque l'opération est terminée, le malade n'étant plus soumis à l'action endormante, tend de plus en plus vers le réveil. Il est bon de le coucher dans une chambre bien aérée et de lui laisser la tête plus basse que le corps, parce que cette position active la circulation du sang.

Les modes d'inhalation et d'administration de l'éther sont nombreux ; on peut le donner en dose massive ou goutte à goutte, à l'aide du masque ou de la compresse ; on mélange aussi l'éther et le chloroforme.

. Il est des chirurgiens qui préfèrent employer une série d'anesthésiques gradués, ainsi on commencera par un insensibilisant rapide, comme le protoxyde d'azote, le chlorure d'éthyle, le somnoforme, qui endorment et anesthésient presque immédiatement le malade, puis, on termine avec l'éther, pour maintenir le patient dans son état jusqu'à la fin de l'opération.

Nous l'avons déjà dit, la manipulation et l'usage de l'éther, comme de tous les anesthésiques, demandent une grande habitude, beaucoup de soin, et excessivement de prudence. Les malades atteints d'affections des bronches ou du cœur, de même que les emphysémateux et les cachectiques, sont très sensibles à l'action de l'éther qui, mal administré, peut leur causer de graves désordres organiques. Il en est de même dans les opérations cérébrales, où le chirurgien travaille, pour ainsi dire, sur l'organe même qui est le plus affecté par l'éther.

Le docteur Augagneur, ancien maire de Lyon et major de l'Antiquaille, a constaté que les enfants sont d'une sensibilité remarquable à l'éther et, qu'en général, ils le supportent difficilement.

Il est certains auteurs qui prétendent que l'éther n'est pas un anesthésique propice à l'extraction des dents. Nous ne croyons pas que cette manière de voir soit basée sur des objections très sérieuses et qu'on doive la partager. Personnellement, nous nous sommes toujours servi de cet anesthésique, et nous nous en servons encore avec avantage dans les opérations longues et pénibles. Nous l'employons avec la prudence et toutes les précautions voulues, mais nous devons à la vérité de dire que nous nous en sommes toujours très bien trouvé.

Notons, pour mémoire, qu'avant la connaissance des propriétés du chlorure d'éthyle, l'éther a été essayé comme anesthésique local. Les résultats furent mauvais et l'emploi de l'éther abandonné dans ce cas.

Le Chloroforme ($CHCl^3$)

Le chloroforme est un liquide oléagineux et incolore, d'un arome agréable à l'odorat, et dont la saveur piquante et sucrée rappelle le goût de la pomme reinette. Au contraire de l'éther, qui s'enflamme facilement, il brûle fort mal, c'est ainsi qu'une mèche imprégnée de chloroforme donne une flamme fuligineuse et presque complètement noire. Peu soluble lui-même dans l'eau, le chloroforme dissout bien le soufre, le phosphore, l'iode et les corps gras, toutes substances enfin que dissolvent également l'éther et l'alcool.

Soubeiran, qui le découvrit en 1831, l'obtenait en chauffant, dans un alambic, 10 kilogrammes de chlorure de chaux avec 3 kilogrammes de chaux éteinte, 60 litres d'eau et 2 kilogrammes d'alcool éthylique. La méthode était longue, surtout peut-être à cause des opérations subséquentes : lavage, séchage, rectification du liquide obtenu. A présent, on prépare le chloroforme d'un façon plus rapide et bien meilleure, au moyen du chloral.

Rappelons, en passant, que c'est un hydrate de chloral, dangereux poison du reste, que l'on emploie dans la thérapeutique médicale, sous le nom de sirop de chloral, comme calmant et soporifique. Les propriétés de cet hydrate lui viennent de ce que, pénétrant dans le sang qui est alcalin, il donne du chloroforme et de l'acide formique.

En fait, c'est à l'aide d'une réaction du même genre que l'on obtient industriellement le chloroforme : on traite par une base alcaline (soude ou potasse) le chloral, qui se décompose en donnant un formiate et du chloroforme. Il faut ensuite purifier ce dernier en l'agitant avec quelques gouttes d'acide sulfurique, qui colore en noir les matières organiques et les huiles. Dès lors, le chloroforme peut être additionné d'eau sans cesser d'être limpide et ne rougit plus le papier ou la teinture bleue de tournesol.

Lorsqu'on verse du chloroforme dans une solution de nitrate d'argent, on voit tomber, au fond du flacon, un précipité d'un blanc brillant, qui n'est autre que du chlorure d'argent, très employé en photographie, tandis que le chlore et l'acide chlorhydrique sont mis en liberté.

Notons enfin, avant de passer à l'étude des propriétés anesthésiques du chloroforme, que, comme sous l'influence de l'air et de la lumière solaire ou artificielle, il se décompose partiellement en acide chlorhydrique et chlorure de carbonyle, on est obligé, pour le conserver, de le tenir dans des flacons colorés en bleu ou en jaune, afin d'éviter toute transformation ou toute perte, et qu'il partage avec l'éther cette propriété remarquable de produire de l'acétylène, mais en passant, lui, sur du cuivre porté au rouge.

Le chloroforme a été étudié, au point de vue chimique, par J.-B. Dumas, mais ce fut Pierre Flourens qui, en 1847, découvrit ses propriétés anesthésiques. La même année, le professeur sir James T. Simpson, chirurgien à Edimbourg, et Jacob

Bell, également d'Edimbourg, en firent un premier essai sur l'homme, et l'introduisirent dans la pratique chirurgicale.

Les résultats furent tels que, dès l'abord, le chloroforme parut devoir remplacer complètement l'éther, mais quelques cas de mort vinrent jeter une douche froide sur ce premier enthousiasme. L'éther reconquit le terrain perdu, car, stimulant l'action cardiaque au lieu de la déprimer, il paraît moins dangereux.

Néanmoins, Luker (1861-70) se fit le champion du chloroforme, disant que les accidents survenus, imputés comme danger à cet anesthésique, provenaient soit de l'impureté du liquide employé, soit de l'omission des précautions les plus élémentaires.

Et, tandis que les uns soutenant l'éther, proscrivaient le chloroforme, que les autres, luttant contre les premiers, faisaient au contraire l'apologie de ce dernier analgésique, beaucoup de praticiens, chirurgiens et dentistes recoururent au premier des anesthésiques, le protoxyde d'azote, dont nous avons déjà parlé.

Cependant, après cette lutte assez vive, les cliniciens en vinrent à employer à peu près à pied d'égalité l'éther et le chloroforme.

Passons à présent, après ce léger aperçu historique, à l'action physiologique du chloroforme.

Lorsqu'on fait respirer à un homme un air chargé de vapeurs de chloroforme, on constate que la face s'injecte légèrement, la respiration devient difficile, la sécrétion salivaire est très abondante, le pouls est plein et fréquent : c'est la période d'excitation ; puis le pouls se dilate jusqu'à atteindre son maximum de pulsations, 110 environ, la pupille se dilate, la respiration est facile, le sujet perd connaissance, a des hallucinations auditives, entendant des cloches, des éclats de rire ; alors la respiration devient large, la face pâlit, les réflexes pupillaire et cornéen sont abolis, la résolution des membres commence, le pouls est plus faible, l'insensibilité presque complète.

Enfin, le patient se met à ronfler, tandis que ses membres, mous et lâches, sont en complète résolution, sa pupille extrêmement dilatée et que, sa respiration étant régulière, son pouls bat très lentement : l'insensibilité est complète.

A propos de la résolution musculaire, nous devons noter que, si l'action du chloroforme se fait sentir sur les muscles à fibres striées, tels ceux des membres, elle est nulle sur les muscles à fibres lisses, comme le grand droit, les grand et petit obliques de l'abdomen.

Voilà donc le malade insensible. Jusqu'ici aucun danger, le chloroforme étant très pur ; en effet, si l'on arrête l'inhalation, le patient se réveille en quelques minutes. Mais le temps d'analgésie ainsi obtenu est trop court pour que le praticien puisse le mettre à profit ; il faut donc continuer l'inhalation

C'est pendant ces inhalations prolongées qu'il faut surtout surveiller le malade. Car on peut voir alors la respiration de celui-ci se ralentir, et c'est presque dès le début qu'il peut se produire un danger redoutable : la syncope laryngée ou la syncope cardiaque primitive qui, toutes deux, peuvent amener la mort.

Ces accidents sont analogues à ceux que peuvent produire les éléments irritants, tels que l'ammoniaque. Et, d'après les recherches et les travaux de nombreux physiologistes, on peut affirmer que cette irritation, cette excitation de la muqueuse, pour la syncope laryngo-réflexe, se transmet au bulbe par les fibres du trijumeau et du laryngé supérieur.

François Franck a plus particulièrement étudié la syncope cardiaque primitive et a constaté que l'excitation se transmettait du bulbe aux ganglions modérateurs du cœur, d'où arrêt de celui-ci par l'excitation du trijumeau, du laryngé supérieur ou du bout central du vague, et que, même au début de l'anesthésie, l'excitation du laryngé arrêtait plus facilement le cœur qu'à l'état normal.

Certains chirurgiens redoutent beaucoup ces syncopes et, précisément à cause d'elles, donnent toutes leurs préférences à l'éther ; cependant les accidents de chloroformisation sont bien rares, un seulement sur cent cinquante anesthésies.

Ni l'âge, ni le sexe, non plus que l'hystérie ou l'épilepsie, et pas davantage les maladies du cerveau, du cœur et des poumons, si elles sont peu avancées, ne sont des contre-indications à l'anesthésie au chloroforme. Mais toutes les causes qui favorisent la syncope, grandes hémorragies, étranglements herniaires, stupeur et commotion subséquentes à une chute d'un lieu élevé, doivent faire délaisser ce mode d'analgésie.

On peut donc prolonger à volonté la période d'insensibilité, soit sans cesser l'inhalation, soit en l'arrêtant et la reprenant quand le malade redevient sensible à la douleur, mais l'emploi à petites doses du chloroforme est préférable à celui en doses massives.

Voici du reste les règles préconisées par le docteur Guyon, chirurgien de l'hôpital Necker, un des plus ardents partisans du chloroforme :

1° Le malade étant généralement disposé à appréhender de se laisser endormir, il est nécessaire de chasser de son esprit toute crainte et toute inquiétude, et le mieux est de l'endormir dans son lit.

2° Il est indispensable que le malade ait l'estomac vide, soit à jeun par conséquent, la prolongation de l'inhalation produisant des envies de vomir et même des vomissements de bile.

3° Après avoir enduit le nez et les paupières de vaseline, le docteur Guyon donne le chloroforme petite goutte à petite goutte, commençant ainsi l'anesthésie d'une façon très lente, puis augmentant progressivement le nombre des gouttes pour obtenir une analgésie plus profonde et plus longue.

4° A cause des phénomènes d'hallucination de la seconde période, il réclame, de ses assistants et élèves, le silence le plus absolu.

5° Enfin, il n'hésite pas à chloroformer les personnes atteintes de maladies cardiaques, sauf, toutefois, si le cœur est atteint de myocardite ou de dégénérescence graisseuse.

Le docteur Rieu de Villeneuve recommande d'habituer le malade au chloroforme ; quelques jours avant l'opération, on lui remet un flacon de chloroforme bien pur en lui prescrivant d'en respirer les vapeurs, mais d'interrompre l'inhalation dès l'apparition des bourdonnements d'oreilles. Les résultats ont été parfaits, le malade se laissait endormir sans appréhension, et s'endormait avec beaucoup de facilité.

D'un autre côté, le même chirurgien recommande, avant l'anesthésie, de bien nettoyer la bouche et de la débarrasser de tout ce qui est artificiel, comme les dentiers et fausses dents, par exemple, qui peuvent entraver la chloroformisation.

Le docteur Desprès faisait commencer l'anesthésie au malade lui-même, lui enlevant, par la liberté apparente qu'il lui laissait, jusqu'à l'ombre d'une crainte, ce qui est un résultat très important.

Dans la chloroformisation, comme dans toute administration d'anesthésiques, certaines règles générales, que nous exposerons plus loin d'une façon complète, dans nos conclusions, doivent être rigoureusement observées. On doit, en outre, surveiller d'une façon constante la respiration ; la pupille de l'œil, qui ne doit pas se dilater brusquement ; enfin la face qui, après s'être légèrement rubéfiée au début, doit redevenir normale.

En définitive, le chloroforme étant fort employé en clinique chirurgicale, il faut, dans la chloroformisation, que le produit employé soit excessivement pur.

Nous avons déjà dit que l'acide sulfurique colorait les huiles et permettait d'en débarrasser le chloroforme ; mais celui-ci peut contenir également des traces d'alcool, on s'en assure à l'aide du binitrosulfure de fer ou *réactif de Roussin*, qui colore en brun le chloroforme alcoolisé.

Beaucoup de praticiens, cependant, préfèrent ne pas l'employer seul, et chacun, selon leur façon de voir, ont préconisé différents mélanges. Les suivants sont les plus employés :

Chloroforme et alcool ;
Chloroforme et oxygène.

En Angleterre, la formule : chloroforme-alcool-éther a prévalu.

Enfin, d'autres emploient différents anesthésiques, l'un après l'autre, pour la même anesthésie. Clover, par exemple, commence avec le protoxyde d'azote, tandis que Richelot préfère débuter par le bromure d'éthyle, dont nous allons parler.

Bromure d'éthyle (C^2H^5Br)

Vers le commencement du XIXe siècle, en 1820 à peu près, le pharmacien militaire français Georges Serullas, chimiste et membre de l'Académie des sciences, procédant à des recherches sur l'iodure de phosphore, obtint un corps jusqu'alors inconnu, le bromure d'éthyle.

De ses travaux et de ceux de Rabuteau, qui l'étudia par la suite, il résulte que c'est un liquide limpide et transparent, incolore, très volatil et dégageant une forte odeur d'ail, qui bout à 40° centigrades, et qui, insoluble dans l'eau, se dissout parfaitement dans l'éther et l'alcool.

On l'obtient aujourd'hui en faisant agir le brome sur l'alcool et le phosphore. Pour cela, on place l'alcool et le phosphore dans un ballon de verre dans le col duquel on adapte une allonge contenant le brome mélangé de fragments de verre concassé, et surmonté d'un tube réfrigérant ascendant. On chauffe doucement au bain-marie, la vapeur d'alcool va se condenser dans le réfrigérant, retombe dans l'allonge sur le brome, et l'entraîne dans le ballon, en contact avec le phosphore. Il se forme des acides oxygénés de phosphore et du bromure d'éthyle.

On peut aussi préparer cet éther de la même manière que le chlorure d'éthyle et que nous verrons plus loin.

Dans la pratique chirurgicale, le bromure d'éthyle possède un avantage précieux, c'est de ne pouvoir s'enflammer ; mais cet avantage paraît être annihilé par bien des défauts.

Les propriétés analgésiques du bromure d'éthyle furent employées pour la première fois par Munesley et Lewis : en France, ce fut en 1880 qu'il fut essayé par le docteur Terrilhon. En 1893, dans sa thèse doctorale, le docteur Sauvez se montra, en chirurgie dentaire, le défenseur et le partisan enthousiaste de l'emploi de cet analgésique.

Donnant une anesthésie prompte, le bromure d'éthyle ne produit qu'une très courte période d'excitation, presque nulle, sauf cependant chez les alcooliques. La résolution musculaire succède à l'anesthésie, au lieu de la précéder ou l'accompagner comme avec les autres analgésiques. Il se produit une certaine cyanose, dès le début même des inhalations, le cou et la face se congestionnent assez fortement, et dans les opérations dentaires ce phénomène provoque une perte de sang suffisante pour affaiblir sensiblement le malade. On arrive à éviter presque totalement cette cyanose en coupant de légers temps d'arrêt l'administration du bromure ; pour cela, on suspend l'inhalation jusqu'à ce que le malade donne les premiers signes de réveil ; alors on reprend l'inhalation.

L'anesthésie au bromure d'éthyle peut se faire à dose massive, d'après le procédé de Hartman et Bourbon, en donnant 10 à 15 grammes de bromure ; la narcose se produit presque immédiatement, et l'on constate que la pupille est très dilatée. On peut aussi en faire respirer de faibles doses, l'insensibilité vient plus lentement, mais elle dure davantage. Et cela est à considérer pour la clinique opératoire, car, à dose massive, l'analgésie étant courte, le chirurgien doit pratiquer son opération moins d'une minute après les premières inhalations.

Le sujet endormi au bromure se réveille rapidement, moins vite cependant qu'avec le chlorure d'éthyle ou le somnoforme. Enfin, on peut anesthésier le malade dans la position assise ou dans la position couchée. Ce sont toutes ces facilités qui avaient beaucoup répandu l'usage du bromure d'éthyle.

Mais les malades ayant été endormis au bromure conservent pendant quelques jours une haleine empestant l'ail, ce qui est fort insupportable et désagréable autant pour celui qui en est cause que pour ceux qui l'entourent. D'autre part, il se décompose avec une facilité incroyable et cette instabilité est un danger de mort dont il n'est pas inutile de tenir compte, car même à l'état pur, il ne met pas à l'abri des accidents. Il a du reste à son actif d'assez nombreux accidents malheureux, ce qui l'a fait délaisser un peu partout, même en Allemagne et en Suisse, où cependant il a été très employé.

Le chlorure d'éthyle et le somnoforme, sur lesquels nous allons porter dans les pages qui vont suivre toute notre attention, le remplacent désormais avec avantage.

Chlorure d'éthyle (C^2H^5Cl)

Le chlorure d'éthyle, qu'on nomme aussi chloréthyle, chloréthane ou éther chlorhydrique, est, comme tous les éthers simples, un succédané de l'alcool et d'un acide, l'acide chlorhydrique en l'espèce. Liquide incolore, il possède une odeur éthérée agréable, quoique très légèrement alliacée. Il se dissout dans 50 fois son poids d'eau, mais se mêle à l'alcool en toutes proportions, sans se laisser dissoudre pour ainsi dire. A l'encontre du chloroforme, il ne réagit pas à froid sur la solution de nitrate d'argent.

On prépare le chlorure d'éthyle en distillant dans un ballon du sel marin, de l'alcool et de l'acide sulfurique. Le produit formé de chlorure d'éthyle et d'acide chlorhydrique traverse un flacon d'eau à 15°, qui dissout l'acide, puis le chlorure gazeux, se dessèche dans un tube rempli de chlorure de calcium et va enfin se condenser dans un récipient entouré de glace. On peut aussi l'obtenir à l'état gazeux, sur la cuve à mercure.

Industriellement, on obtient le chlorure d'éthyle en chauffant dans un autoclave de l'alcool chlorhydrique à 21° Baumé.

On ne le conserve que liquide dans des tubes-réservoirs scellés à la lampe, car outre qu'il brûle très facilement avec une belle flamme verte, son point d'ébullition est tellement bas, 12°, que la chaleur de la main suffit pour le faire bouillir.

Cette propriété est très importante pour son emploi comme anesthésique local, dans la petite chirurgie et la chirurgie dentaire ; car, tenant dans la main le petit tube qui le contient, on peut, en dégageant un orifice approprié, projeter un jet de chlorure d'éthyle sur la partie à anesthésier.

Quant à son inflammabilité, ce doit être un sujet de constante méfiance, et il faut, durant son emploi, éviter d'approcher du tube-réservoir toute flamme ou corps en ignition ou incandescent, comme la pointe de platine du thermocautère.

Ce fut en 1851 que Flourens remarqua son pouvoir anesthésique, mais il n'entra réellement dans la pratique qu'avec le professeur Redart, directeur et fondateur de l'Ecole dentaire de Genève, qui le proposa et étudia le chlorure d'éthyle comme nouveau mode d'anesthésie locale ; les dentistes Carlton, de Gotzenbourg, en 1894, et Thiesing, de Hildesheim, en 1896, poursuivant chacun de son côté les études du docteur Redart, s'occupèrent plus particulièrement des propriétés analgésiques du chlorure, observées sur les malades au cours d'anesthésies locales.

C'était encore peu de chose, mais le docteur von Hacker, d'Inspruck, ayant publié en 1897 la relation de 70 cas où l'anesthésie par le chlorure d'éthyle avait donné les plus remarquables et satisfaisants résultats, puis un an plus tard une nouvelle étude, bien plus étendue et ne comprenant pas moins de 170 cas, tous couronnés de succès, la vogue du chlorure d'éthyle s'accrut dans le monde chirurgical. Enfin, en 1899, le docteur Wiesner ayant réuni en un ouvrage les observations de 400 cas d'anesthésie, tous fort bien réussis, notre anesthésique prit désormais une place honorable dans l'arsenal de la thérapeutique. C'est surtout à l'étranger que son emploi s'est généralisé ; pour la France, les premières études au point de vue pratique ne furent faites que vers 1900, et c'est à cette époque, en mai, que les docteurs lyonnais Pollosson, chirurgien-major de l'Hôtel-Dieu, et Nové-Josserand présentèrent à la Société de chirurgie de Lyon un rapport très savant et fort documenté, tout à l'avantage du chlorure d'éthyle. Depuis, son usage s'est répandu au point qu'il a presque rejeté dans l'ombre le protoxyde d'azote et le bromure d'éthyle.

Nous avons donné un peu plus haut un aperçu de ce qu'était l'anesthésie locale à l'aide du chlorure d'éthyle, nous n'en reparlerons pas; notre étude envisagera seulement le chlorure comme anesthésique général ; il n'est, dans ce cas-là, guère employé que dans la petite chirurgie. Certains cliniciens sont arrivés à en user pour les grandes opérations, mais cet usage nécessite un certain tour de main, que l'on n'acquiert pas très facilement.

Cela dit, examinons l'action physiologique de cet anesthésique:

Le chlorure d'éthyle est facilement absorbable, car ses vapeurs n'occasionnent aucune répulsion au malade. On n'a pas à entrer en lutte avec lui pour terminer l'anesthésie, comme cela se produit parfois après les premières inhalations de quelques anesthésiques. Dès les premières inhalations, le chlorure opère son effet endormant ; on voit la face se congestionner légèrement, puis reprendre son aspect normal, et bien que les mouvements n'aient encore été abolis en aucune résolution musculaire, la sensibilité se trouve déjà fortement émoussée. Pendant cette première phase, dite analgésique, qui dure de 20 à 30 secondes, on ne remarque pas en général d'excitation ; cependant, certains nerveux et les alcooliques, ces derniers étant également sensibles à tous les anesthésiants, sont en proie à une période d'excitation passagère mais très vive.

La deuxième phase, dite anesthésique, voit se produire la résolution parfaite des muscles, en même temps que la pupille

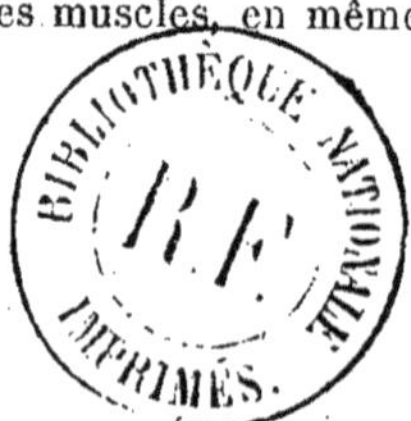

se dilate. Nové-Josserand a constaté que cette dilatation pupillaire correspondait à une insensibilité complète. Le pouls est alors ralenti, la respiration, d'accélérée qu'elle était au début, est revenue à son fonctionnement normal, après s'être néanmoins un peu ralentie ; si l'on constate qu'elle paraît devenir difficile, il faut dégager la bouche et le nez du malade, et lui laisser aspirer quelques bouffées d'air pur.

On nomme la phase qui succède, la troisième, « analgésique de retour », parce que dès cet instant le patient va repasser exactement par toutes les phases qu'il a déjà subies depuis le début des inhalations, mais dans un ordre inverse, et la sensibilité reparaîtra la dernière, presque en même temps que le réveil. Ce dernier se fait d'une façon normale.

Comme on le voit, le chlorure d'éthyle donne une anesthésie en quelque sorte méthodique, presque exempte d'incidents, avec un sommeil et un réveil rapides, choses très importantes dans la question qui nous occupe. Les deux phénomènes particuliers principaux que l'on observe avec cet analgésique, sont la diminution de fréquence et la diminution de tension du pouls. Bien rarement on constate des troubles digestifs et des vomissements. Au surplus, pour éviter ces troubles, il est préférable que le malade ait l'estomac vide ; on l'endort couché, et l'on évite de lui faire subir plusieurs anesthésies trop rapprochées, ce qui pourrait, sinon entraîner des conséquences graves, tout au moins fatiguer à l'excès le patient. Naturellement, on doit observer rigoureusement les règles générales de l'anesthésie dont nous allons parler.

Les avantages divers que nous venons de faire ressortir ont décuplé l'emploi du chlorure et l'on verra que nous n'exagérons rien, lorsque nous aurons dit que plus de 15.000 anesthésies ont été pratiquées avec ce chlorure. On pourrait lui reprocher quelques cas de mort, pendant ou après l'anesthésie ; encore est-il loin d'être démontré que ce soit le chlorure d'éthyle qui en ait été cause, car il a été observé chaque fois soit une dégénérescence graisseuse très accusée ou un commencement bien établi de dégénérescence graisseuse du foie. Aussi, à vrai dire, ne voyons-nous pas de cas bien sérieux, excepté celui dont nous venons de parler, pouvant contre-indiquer l'emploi du chlorure d'éthyle.

Avant d'abandonner cet anesthésique, rappelons, nous en avons déjà parlé, qu'il est très employé comme anesthésique mixte. Son usage pour commencer une anesthésie à l'éther ou au chloroforme est, en raison de son action prompte, amenant rapidement et facilement le sommeil, des plus utiles qu'il soit.

Le Somnoforme.

Ce dernier anesthésique n'est pas un corps découvert fortuitement par un savant qui se livrait à d'autres recherches, et dont les propriétés anesthésiantes ont été révélées presque par le hasard seul à d'autres savants qui n'y songeaient peut-être pas. Non. C'est une sorte de grand-œuvre de la pensée et de la volonté de l'homme, s'exerçant dans un sens bienfaisant et humain, de l'homme tendant à ses semblables une main puissante et amie.

L'honneur de l'idée et de sa mise à exécution revient au docteur Rolland, de Bordeaux, qui eût la pensée d'expérimenter un mélange d'anesthésiques, jugeant, avec pleine raison, comme les événements l'ont démontré par la suite, qu'on en pourrait retirer plus de bienfaits et moins de dangers.

Ce fut en 1900 que le docteur Rolland commença ses recherches. Après des essais nombreux, ayant fourni des résultats plus ou moins satisfaisants, et à la suite d'éliminations successives, le savant s'arrêta au mélange suivant :

Chlorure d'éthyle.	60 parties
Chlorure de méthyle.	35 —
Bromure d'éthyle.	5 —

Nous avons déjà étudié le premier et le troisième corps entrant dans ce mélange, nous n'y reviendrons pas. Quant au chlorure de méthyle, c'est un gaz incolore, mais doué d'une odeur agréable et très soluble dans l'alcool. On le prépare en chauffant dans un ballon 100 grammes d'alcool méthylique avec 300 grammes d'acide sulfurique et 300 grammes de chlorure de sodium, ou bien en éthérifiant directement l'alcool méthylique par le gaz acide chlorhydrique, ou encore en condensant les vapeurs de distillation des vinasses de betterave (procédé Vincent). Le gaz qui se dégage est lavé, séché et recueilli sur la cuve à mercure, ou liquéfié très facilement dans un tube entouré d'un mélange réfrigérant de glace et de chlorure de calcium cristallisé.

Le chlorure de méthyle appartient à la série des éthers simples de l'alcool méthylique et compte au nombre de ses plus importants composés le chloroforme. L'évaporation rapide de ce gaz liquéfié dans un courant d'air sec pouvant produire un froid de 55 degrés au-dessous de zéro, on s'en sert dans l'industrie pour extraire les parfums trop altérables pour être chauffés, tels ceux de la violette et du jasmin, et, en médecine, comme anesthésique local, mais il est peu employé seul.

Ce ne fut, nous le répétons, qu'après de nombreuses expériences et de longues études, menées dans une méthode rigoureusement scientifique, que le docteur Rolland fixa définitivement les proportions de ce mélange, auquel il donna le nom de *somnoforme*.

La présentation officielle du nouvel anesthésique au monde médical n'eut lieu qu'au mois de septembre 1901, aux séances du congrès d'Ajaccio. Ce fut pour lui les portes ouvertes sur un avenir qui s'annonce brillant.

En effet, le somnoforme réalise le mieux les conditions essentielles que l'on est en droit d'exiger d'un anesthésique général devant servir d'adjuvant à la petite chirurgie et à la chirurgie dentaire, c'est-à-dire les suivantes :

1° Abolissement complet de tout danger, même de toute crainte de danger, ce qui permet au chirurgien de se livrer tout entier sans inquiétude et en pleine sécurité, à la conduite de son opération.

2° Venue rapide du sommeil, sans lutte et presque sans période d'excitation, et insensibilité instantanée, ce qui permet de pratiquer l'opération à faire d'une façon fort rapide.

3° Enfin, toute intervention sanglante étant terminée, élimination rapide de l'influence somnifère procédant par un retour gradué des phénomènes de conscience, pour se terminer par la réapparition du mouvement et de la sensibilité, la crainte de malaises consécutifs à l'anesthésie se trouvant réduite à son minimum.

Le somnoforme est liquide, incolore, d'une très grande volatilité ; son défaut serait peut-être l'odeur alliacée que lui donne le bromure d'éthyle, mais ce goût d'ail n'est pas excessivement prononcé. Son évaporation facile oblige de le conserver dans des tubes de verre.

Dans cette dernière partie de la présente étude sur quelques anesthésiques, nous serons amené à faire de multiples citations, extraites de l'étude approfondie du somnoforme que nous avons faite et publiée en collaboration avec notre ami le docteur A. Bert, chirurgien de l'Infirmerie protestante de Lyon.

Nous devons déclarer à ce sujet que nous avons personnellement pour principe de recourir à la présence, à l'aide et aux conseils de cet excellent praticien, aide et conseils qu'il ne nous ménage pas, pour faire une anesthésie générale. Nous sommes en effet persuadé qu'un dentiste ne peut pas surveiller efficacement la marche d'une opération d'un genre aussi grave que celle-là et par conséquent opérer avec toutes les chances de succès.

Avec l'expérience et l'appui du docteur Bert, nous nous sentons en parfaite tranquillité.

Avant d'aller plus loin, il est nécessaire de connaître les idées et les théories de l'inventeur du somnoforme sur le mode d'action physiologique des anesthésiques en général, et cette connaissance nous permettra facilement de bien comprendre comment le docteur Rolland est arrivé à fixer la composition de son mélange somnoformique.

Voici donc ces idées, telles que le savant les exposa lui-même, au mois de mai 1902, devant le congrès de la British Dental Association :

« Les gaz anesthésiques pénètrent dans le poumon sur une face vésiculaire qui dépasse 200 mètres carrés, et où s'accomplissent les échanges suivant un mécanisme qui n'est pas encore élucidé. Il nous paraît cependant suffisant de dire, jusqu'à nouvel ordre, que, dans les échanges respiratoires, l'oxygène viendra charger le sang, parce que sa tension est plus forte que celle de l'acide carbonique... En résumé, nous sommes en présence de phénomènes d'absorption et d'élimination réglés par la tension gazeuse, et cela, jusqu'à un certain point, nous a permis d'avancer que :

« Plus la tension d'un gaz sera grande dans la vésicule pulmonaire, plus facile sera son absorption, et, comme le degré de volatilité d'un gaz détermine sa tension, on peut dire que plus un gaz est volatil, plus il est facilement absorbé.

« Il est absorbé par le sang, véhicule essentiel des échanges organiques, et fixé par l'hémoglobine, substance albuminoïde du globule sanguin, comme l'hémoglobine eût fixé l'oxygène dans l'action respiratoire.

« La durée moyenne du voyage dans l'organisme du globule sanguin, parti et revenu au ventricule gauche, est de 25 secondes. Donc, en 25 secondes, l'oxygène absorbé aura agi en tout ou en partie, comme d'ailleurs l'élément anesthésique : l'un aura fait ses combustions, l'autre... ce que, encore, nous ne pouvons déterminer. Et de la même façon que pour continuer la vie nous renouvelons les inspirations d'oxygène, de même pour prolonger le sommeil nous renouvelons nos aspirations de l'agent anesthésique.

« Mais dans les 25 secondes le globule sera actif dans son parcours artériel ; passif, en sommeil, dans le parcours veineux. Divisons, si on le permet, par moitié, ces 25 secondes, et disons que l'oxygène aura agi en 12 secondes 5.

« Ainsi un anesthésique réalisant la normale physiologique jusqu'à l'exactitude absolue devrait avoir agi en 12 secondes 5. En fait, de tous les agents anesthésiques que nous avons expérimentés, le somnoforme est celui qui s'en rapproche le plus.

car en 12 secondes, en 14 secondes, comme nous l'avons très souvent observé sur des patients courageux, et sur le docteur Rolland lui-même, l'induction est faite et le sommeil obtenu.

« Ce sont là évidemment des idées théoriques sur lesquelles nous ne voulons pas insister, vu le but pratique de notre communication, mais nous tenons encore à rappeler les recherches faites par M. Rolland sur les modifications apportées dans la psychologie de la respiration, de la circulation et de l'innervation par le somnoforme ; cela pour montrer combien ce nouvel agent a été consciencieusement étudié. Au laboratoire comme en clinique, le somnoforme est de toute sécurité du côté du poumon et du côté du cœur, puisqu'il ne modifie leurs fonctions qu'en les suractivant légèrement. Il paraît avoir une certaine action sur le grand sympathique, d'où l'augmentation de la tension artérielle signalée plus haut. Quant à la façon dont la cellule nerveuse est impressionnée et qui fait que l'anesthésie persiste après le temps normal d'une circulation sans nouvelle inhalation, elle n'a pas encore été déterminée. »

En définitive, de l'extrait que l'on vient de lire, il résulte que, pour M. Rolland, les conditions essentielles que l'on est en droit d'exiger d'un anesthésique général sont les suivantes :

1° Absence absolue de troubles physiologiques quels qu'ils soient, et par suite de toute espèce de dangers au début de l'anesthésie, pendant et après.

2° Action endormante instantanée de l'agent anesthésique, accompagnée de signes nets et bien précis déterminant la gradation d'intensité de l'anesthésie même.

3° Elimination rapide de l'action somnifère, procédant en un retour gradué mais également précis à la pleine conscience et au mouvement, la réapparition de la sensibilité coïncidant avec le complet réveil, et minimum possible de malaises consécutifs.

4° Appareillage aussi simple que possible, ne devant ni inquiéter ou effrayer le patient, ni gêner et paralyser le praticien.

Ce n'est qu'après avoir expérimenté soigneusement et méticuleusement tous les anesthésiques généraux et opéré une intelligente sélection, que M. Rolland est arrivé à la composition de l'agent mixte qui cumule les avantages de chacun de ses éléments pris en particulier et dont nous avons déjà donné la formule, à savoir :

Chlorure d'éthyle	60 %
Chlorure de méthyle	35 %
Bromure d'éthyle	5 %

« A la diffusibilité du chlorure de méthyle qui s'évapore à 23° au-dessous de 0, dont le docteur Rolland fit, le premier, usage en anesthésie générale, on demanda l'action anesthésique instantanée, la sidération du patient.

« Au chlorure d'éthyle, le fond de l'anesthésie, le prolongement de la sidération trop fugace du chlorure de méthyle.

« Et enfin le bromure d'éthyle, à action convulsivante, entra dans le mélange en de faibles proportions, et n'eut pour but que de terminer par une phase d'analgésie le retour un peu brusque à la conscience, au mouvement et à la sensibilité, que permettent parfois les anesthésiques légers. »

L'expérience a-t-elle confirmé la théorie ? C'est une chose dont il n'est pas permis de douter si l'on considère qu'à la fin de l'année 1903 le nombre des anesthésies, sans accident aucun, faites au moyen du somnoforme, atteignait au chiffre fantastique de 250.000, sur lequel le docteur Rolland à lui seul en possédait 23.000 à son actif.

Depuis cette date déjà éloignée, le somnoforme voit tous les jours augmenter le nombre de ses partisans, et la diffusion et le succès aussi rapide de cet anesthésique sont évidemment l'indice et la preuve des précieuses qualités dont nous venons de parler.

Passons maintenant à la marche de l'anesthésie au somnoforme.

Nous avons pour habitude, et nous nous en trouvons bien, de pratiquer nos anesthésies le matin. Nous avons soin de recommander au malade de ne rien absorber depuis la veille ; cette condition n'est pas, à proprement parler, obligatoire, mais il est préférable que le sujet ait l'estomac vide ; c'est à peu près généralement un malaise évité.

La position couchée est celle qui convient le mieux pour l'anesthésie, le jeu des différents organes étant plus libre. Cependant, si l'opération à faire l'exige, nous relevons le fauteuil avant l'opération.

Nous nous faisons du reste un scrupule d'observer exactement et rigoureusement les règles nécessaires à la bonne marche et à la parfaite réussite des anesthésies générales.

Le masque qui sert à nos inhalations est celui dit « le Physiologique », fabriqué par Rousseau, 33, rue Chauffour, Bordeaux, et qui est particulièrement bien compris pour l'emploi du somnoforme en ampoules. Son plus grand avantage est de s'adapter parfaitement bien sur la bouche et le nez, et de pouvoir être chargé de deux ampoules.

Souvent le malade n'est qu'à demi résigné à se laisser anesthésier ; il a peur, il ne sait trop de quoi ; s'endormir ainsi sous une influence étrangère lui paraît un sujet suffisant de méfiance. Aussi faut-il avant toute autre chose rassurer le malade, en tâchant de lui faire comprendre la rapidité de sa phase de sommeil, puis, au moment de commencer l'anesthésie, l'engager à respirer fortement et profondément avec la ferme volonté de s'endormir.

Malgré toutes les bonnes raisons, on ne réussit pas toujours à déterminer le malade qui conserve parfois une arrière-pensée : « Je vais bien voir ; si ça ne me va pas, j'envoie tout promener ». Pour éviter alors toute espèce de surprise et une lutte inutile, on peut réduire à l'avance toute résistance, en passant derrière le fauteuil une sangle à l'aide de laquelle on immobilise les bras du patient.

Certains sujets, quoique résolus à s'endormir, se trouvent saisis dès les premières inspirations et, en une sorte de défense instinctive, si l'on peut dire, hésitent à respirer ou même cessent de le faire. Il faut alors immédiatement retirer le masque, en dégageant complètement le nez et la bouche, et laisser faire au malade une ou deux inspirations.

Le docteur Bert, pour tranquilliser le sujet, lui enlever toute hésitation et lui faire bien comprendre ce que l'on attend de lui, a l'excellente habitude de lui présenter le masque à vide. Le malade se rend compte alors qu'après tout ce n'est pas terrible, et tout marche à souhait. Cependant les enfants, plus peureux par nature et plus faciles aussi à se suggestionner, poussent des cris et se débattent quelquefois ; quant aux nerveux et aux alcooliques, il est impossible d'éviter leur excitation et leurs soubresauts. Quoi qu'il en soit, il convient de passer outre, de les maintenir tout en continuant l'application hermétique au masque.

Lorsqu'on va procéder à une anesthésie générale, il est une précaution que l'on doit exiger du malade, c'est qu'il garde surtout sur la poitrine le moins possible de vêtements, et que ceux qu'il garde soient lâches ; les femmes en particulier doivent ôter complètement leur corset et délacer tous les cordons et attaches. De ce fait, la respiration est libre et régulière, ce qui est très important pour suivre la marche de l'anesthésie.

Voici les inhalations commencées ; à quoi allons-nous reconnaître que notre malade est endormi, qu'il est insensible ?

En lui recommandant de respirer fortement tout à l'heure, nous lui avons demandé aussi de bien garder les yeux ouverts et maintenant nous voyons, au fur et à mesure des inhalations, l'œil devenir de plus en plus fixe, puis les paupières clignotent et finissent par se fermer, avec encore de petits mouvements réflexes, qui vont s'atténuant pour cesser bientôt tout à fait. A ce moment, on soulève la paupière et l'on en touche la conjonctive ; si le réflexe patellaire se reproduit, on attend quelques secondes et l'on soulève de nouveau la paupière ; la réaction s'atténue et l'on voit le mouvement de défense disparaître.

Il est d'autres manières de se rendre compte si le sujet est endormi. En commençant les inhalations, on prescrit au malade de suivre des yeux le mouvement de votre index que vous promenez lentement devant son regard. Dès que vous vous apercevez que l'œil devient de plus en plus fixe et ne suit plus les mouvements de l'index, c'est un signe certain que le patient est endormi. Enfin, comme moyen de contrôle, on peut pincer le bras fortement ; s'il ne se produit aucune réaction, aucun mouvement, le chirurgien peut opérer : le malade dort et est insensible.

Il est nécessaire de remarquer que la résolution musculaire n'est pas indice certain de l'insensibilité qui puisse guider sûrement, car il a été observé qu'elle pouvait faire défaut, et il s'est trouvé des cas où elle a été remplacée par de la rigidité. Quant au réflexe pupillaire ou cornéen, il disparaît en général avec le sommeil et l'anesthésie, mais il peut cependant persister, comme aussi, ainsi que l'a noté Gleizes, dans deux ou trois cas, le réflexe cornéen avait entièrement disparu et cependant la sensibilité persistait encore tout entière.

Il est en général nécessaire pour l'opérateur d'avoir une anesthésie d'assez longue durée ; il faut attendre alors que, sous l'influence des inhalations, la respiration devienne *stertoreuse*, c'est-à-dire produise dans la gorge de l'anesthésié un bruit analogue à celui de l'eau qui bout. On obtient ce résultat en se servant d'un seul tube de 5 cc.

L'anesthésie au somnoforme se caractérise par trois périodes analogues aux phases déjà décrites pour le chlorure d'éthyle :

Première phase, analgésique ou subconsciente, pendant laquelle le malade perçoit encore les choses et les bruits extérieurs et analyse ses sensations.

Deuxième phase, anesthésique, où le sujet, insensible, dort.

Troisième phase, analgésique de retour, où, par degrés et en repassant par tous les phénomènes mais en sens inverse, le malade revient doucement à la vie réelle.

Cette dernière période doit être accompagnée de quelques précautions, que l'on pourrait dire *morales*. En effet, nous avons souvent remarqué que le malade, reprenant conscience de sa personnalité, peut conserver mauvais souvenir de faits très insignifiants, mais que la demi-conscience où il se trouve ne lui laisse parvenir que dénaturés ; ou même encore mal interpréter et grossir une parole souvent sans portée et prononcée à son réveil. Aussi avons-nous pour habitude d'observer pendant cette troisième période le silence le plus absolu et, par surcroît de précautions, couvrons-nous les yeux du malade à l'aide d'une serviette.

« Pour M. Baudry-Mills, l'anesthésie est prolongée par une

phase d'analgésie permettant parfois de prolonger l'opération. J'ai observé plusieurs fois cette phase, où le malade, ayant repris connaissance, se rend compte de ce qui se passe autour de lui, mais ne souffre pas. Un de nos malades, auquel j'incisais au thermocautère un anthrax me dit avoir senti qu'on lui grabottait la nuque, mais sans lui faire de mal. Un autre se réveille quelques secondes avant la fin de l'opération, et n'accuse aucune douleur. Il voit et reconnaît l'aide qui l'endort, cela, grâce à la phase d'analgésie qui, elle aussi, est très fugace. Tout compte fait, on peut donc obtenir une insensibilité de 60 à 90 secondes, quelquefois même davantage. Il n'en faut pas moins se hâter pour que le malade ne sente rien. Tous les préparatifs doivent être faits à l'avance et comme si l'on allait intervenir instantanément. C'est seulement lorsque nous avons le bistouri ou le thermocautère rouge à la main que l'aide chargé des anesthésies brise l'ampoule. En agissant autrement, on s'expose à des mécomptes, et le temps dont on dispose est vite entamé si les aiguilles ne sont pas enfilées, le cautère non chauffé, le bistouri perdu au milieu des autres instruments. »

En effet, savoir saisir le moment propice pour intervenir et savoir en profiter est certainement un point des plus délicats dans la pratique du somnoforme, et demande de la pratique, étant donnée la rapidité avec laquelle le malade s'endort et se réveille. Ce dernier phénomène est du reste des plus simples ; le malade reprend connaissance en fort peu de temps et l'apparition de l'état de conscience se produit dans les mêmes conditions que pour le phénomène naturel ; pas de traces persistantes de l'agent anesthésique, pas de malaises, rien, en un mot, ne subsiste, qui puisse incommoder le patient. Cependant il est plus prudent de le faire étendre, une fois tout terminé, et de le faire reposer, ce qui permet à l'organisme de reprendre sa vie normale, avant de le laisser partir.

Nous venons de dire qu'il ne subsiste aucun malaise, toutefois, nous avons plusieurs fois remarqué, chez certains malades auxquels on avait administré deux ou trois tubes de somnoforme, une petite indisposition. C'était d'un mal de tête assez violent, dont ils se plaignaient. Nous en avons vu d'autres pris de nausées assez fortes, mais il nous paraît que ces nausées doivent être attribuées au sang qui a été avalé pendant le cours de l'opération et de l'anesthésie, car ce sont surtout les sujets ayant dû subir plusieurs extractions de dents qui présentent ces tentatives de vomissements. Il est bien difficile de remédier à cette déglutition du sang qui coule dans la bouche, l'opérateur devant aller vite, pour mettre à profit le temps très court où le malade est insensible, il lui est impossible de songer à tamponner chacune des plaies qu'il fait. Ce n'est du reste pas très grave, en faisant boire au sujet qui s'en plaint, une tasse de café noir, les nausées disparaissent immédiatement.

Ces cas peuvent se présenter fréquemment, car c'est fort souvent que nous avons à opérer, sur le même malade, de nombreuses extractions. Nous nous servons toujours du somnoforme et en une seule anesthésie, nous avons enlevé douze dents à l'un, et vingt et une dents, ébranlées, il est vrai, à un autre, en ne lui faisant respirer que deux tubes seulement. Si l'on veut bien remarquer que chaque seconde est comptée et qu'une extraction comporte un temps minimum qu'il est impossible de réduire, on conviendra avec nous qu'il est nécessaire, non seulement d'être habile, mais de posséder une grande habitude, un entraînement, si nous pouvons dire, qui ne s'acquiert qu'à la longue pratique.

Voici, au reste, de quelle manière nous procédons, lorsque nous croyons pouvoir arriver à un résultat aussi complet :

Nous prévenons notre client que nous ferons tout notre possible pour le débarrasser de toutes ses dents malades en une seule séance, mais sans jamais nous engager d'une façon formelle à le faire, car il suffit quelquefois de peu de chose, pour que nous nous trouvions dans l'impossibilité de tenir notre promesse, ce qui produirait le plus fâcheux effet. Qu'il se trouve, par exemple, au nombre des dents malades, une dent dont l'extraction soit pénible et difficile, ce dont l'examen préalable ne nous permet pas toujours de nous rendre un compte exact, c'est du temps perdu, temps excessivement précieux, comme nous l'avons déjà dit. D'autre part, qu'il faille prolonger l'anesthésie, tout cela peut être cause de surprise et d'insuccès.

Notre malade étant ainsi prévenu et ayant l'espoir qu'une opération suffira, est plus docile à se laisser endormir ; alors, le docteur Bert, qui, nous l'avons déjà dit, vient diriger la marche de toutes nos anesthésies, commence les inhalations, surveillant la succession des phases, estimant le point où l'insensibilité est acquise, et nous donne l'ordre d'opérer.

Nous nous servons, pour nos opérations dentaires, de l'*ouvre-bouche* en bois, en forme de coin et de l'écarteur articulé. Il est en effet indispensable pour nos travaux, que nous n'ayons pas à nous préoccuper de maintenir écartées les mâchoires de l'opéré. Or, certains dentistes placent un coin en caoutchouc avant de commencer l'anesthésie, mais le malade a de la peine, en général, à garder cet appareil dans la bouche. Pour nous, nous laissons l'ouvre-bouche entre les mains de l'aide opérateur, qui surveille le malade pendant la période d'agitation, et qui se tient prêt à le placer dès que le besoin s'en fait sentir. Cet aide a, en outre, pour fonction, de nettoyer le champ opératoire, en étanchant le sang qui coule dans la bouche et tend à tomber dans l'arrière-gorge.

En général, nous avons un deuxième aide, on pourrait, à la rigueur, s'en passer, mais les services qu'il rend sont très précieux, étant donné le temps restreint dont on dispose. Ce deuxième aide doit être très au courant des opérations, prépare et dispose les instruments nécessaires, daviers, tampons, etc., et les passe, au fur et à mesure de leur utilité, à l'opérateur, qui n'a plus, dès lors, qu'à s'occuper de son extraction et repasse à l'aide les instruments dont il n'a plus à se servir. Quant à l'opération elle-même, comme elle a été précédée d'une inspection préalable de la bouche et des dents malades, que nous étudions toujours avec le plus grand soin, cherchant à prévoir et préciser aussi rigoureusement que possible les cas difficiles et leur nombre, elle s'effectue avec précision et rapidité. Chacun étant ainsi chargé de soins distincts et bien déterminés, toutes les précautions étant rigoureusement prises, il est bien forcé que tout se passe à merveille. Il s'ensuit que nous avons pu réduire au minimum la perte de temps : le malade donne-t-il des signes de sensibilité ? L'aide pose un tampon, le docteur administre un deuxième tube, le patient redevient insensible et l'opération reprend, chacun s'acquittant au mieux de ses fonctions.

Enfin, dans la période de réveil, insistons encore et surtout sur le silence rigoureux qu'il faut observer et pendant lequel le malade, les yeux recouverts d'un linge, se réveille, calme et tranquille, sans qu'il lui reste le moindre souvenir désagréable de l'opération.

Il semble inutile de rappeler, bien qu'en ces matières on ne doive pas craindre de se répéter, que nous observons toutes les précautions d'usage en anesthésie générale; nous devons à la vérité de reconnaître que toutes nos anesthésies se sont toujours fort bien passées et que nous n'avons jamais eu besoin de recourir aux moyens destinés à ranimer les fonctions organiques du sujet; mais ne vaut-il pas mieux être constamment préparé à intervenir efficacement en cas de nécessité, que de se trouver, par sa faute, dans l'impossibilité de prévenir un accident.

A ce sujet, examinons si le somnoforme peut donner lieu à des accidents. Voici une citation *in extenso*, des études du docteur Rolland, qui va nous servir de réponse :

« Expérimentalement, quel que soit l'anesthésique, quelles que soient ses propriétés, du moment qu'il est substitué, dans l'organisme, a une certaine quantité d'un élément indispensable à la vie, il tuera.

« La quantité normale d'oxygène est si nécessaire à la vie, que si l'administration d'un anesthésique se continue assez longtemps, la mort surviendra plus ou moins vite, suivant les doses administrées.

« De ceci, les expériences de Paul Bert font foi. Par des mélanges titrés, incapables de déterminer l'anesthésie, il entraînait facilement le refroidissement et la mort chez les animaux.

« Donc, en principe, on peut affirmer que tout anesthésique est capable de déterminer la mort, par les modifications qui interviennent dans les échanges.

« Cliniquement, notre réponse est de beaucoup plus favorable. Nous pouvons dire, avec quelque assurance, nous appuyant sur nos recherches personnelles et sur les données de la physiologie, que le somnoforme ne présente aucun des inconvénients, ou présente, infiniment atténués, les inconvénients que se reprochent, depuis un temps indéfini, le chloroforme et l'éther.

« Classiquement, les accidents graves des anesthésiques sont de deux ordres :

« 1° Accidents initiaux, irritatifs et mécaniques ;

« 2° Accidents toxiques : *a*) opératoires; *b*) post-opératoires.

« 1° — Les accidents initiaux (syncope laryngo-réflexe de Duret), qui surviennent aux premières aspirations de l'anesthésique, sont d'effet initiatif et analogues à ceux que pourraient produire l'ammoniaque ou d'autres éléments irritants.

« Les recherches, les discussions, les expériences des physiologistes aboutissent à dire que cette irritation, cette excitation de la muqueuse se transmet par les fibres du trijumeau et du laryngé supérieur au bulbe, d'où elle se réfléchit sur les pneumogastriques et sur les ganglions modérateurs du cœur. François Franck a surtout étudié la syncope cardiaque primitive; il a porté son attention sur les arrêts réflexes du cœur, obtenus par l'excitation du trijumeau, du laryngé supérieur et du bout central du vague.

« Et il aurait vu qu'au début de l'anesthésie, après cependant que la période d'excitation a disparu, l'excitation du laryngé arrêterait le cœur plus facilement qu'à l'état normal.

« Or, avec le somnoforme, nous n'avons constaté, cliniquement, rien de semblable, et ceci nous semble naturel, car le somnoforme n'est pas caustique et n'irrite pas les muqueuses.

« Dans ces conditions, l'accident réflexe ne nous semble pas admissible, faute des causes nécessaires pour le produire.

« 2° Accidents toxiques : *a*) opératoires. — Ils se produisent toujours, pour une part, par la difficulté qu'éprouve l'organisme à se débarrasser d'une surcharge de l'élément anesthésique. Les manœuvres de respiration artificielle, employées dans ces cas graves, et généralement suivies de succès, n'ont pour but que d'éliminer de l'organisme les gaz impropres à la vie, pour faire place à l'entrée des gaz indispensables à la vie.

« On n'hésite pas à faire de ces accidents-ci des cas d'intoxication, et on est unanime à admettre que la syncope, qui survient dans l'administration de l'anesthésique, graduellement ou brusquement poussée trop loin, n'est autre qu'une intoxication.

« Pour nous, nous y voyons davantage : c'est une intoxication et une asphyxie. L'accumulation de produits non comburés et, partant, non éliminés, c'est l'intoxication et l'entrée insuffisante de l'oxygène : l'asphyxie.

« Dans la syncope mortelle, ces phénomènes atteignent tout l'organisme, et, notamment, la moelle allongée, trait d'union des éléments nerveux.

« Pendant l'anesthésie, les syncopes sont le résultat de cette double cause : intoxication et asphyxie. Et, à ne considérer que l'asphyxie, elle est le résultat de la privation d'oxygène et de l'hypersaturation de l'économie par le narcotique.

« Or, ces syncopes, ces morts ne peuvent pas se produire avec le somnoforme qui, en raison de sa volatilité est, dès qu'on cesse de l'administrer, en état d'élimination immédiate. Le sang est ainsi en hyposaturation et jamais nous n'avons eu à faire de manœuvres de respiration artificielle, ni jamais vu survenir le moindre incident.

« En un mot, pénétration, absorption, élimination lente et difficile, tels sont les défauts des anesthésiques généraux employés jusqu'ici, auxquels on fait de graves reproches, que n'encourt pas le somnoforme. Nous avons tenté de formuler ces reproches en cet aphorisme :

« Plus un élément anesthésique s'éloigne des conditions de
« pénétration, de circulation, d'élimination de l'oxygène dans
« l'organisme, plus il y aura d'accidents à craindre et plus les
« accidents seront graves. »

« *b*) Accidents post-opératoires. — Ces accidents, mort par choc, lente élimination, anémie, ne sont que l'expression de mêmes processus. Le globule, l'organisme, ne peuvent se débarrasser ou ne se débarrassent que fort lentement, du chloroforme. C'est alors la mort rapide, après l'opération, le choc opératoire dont les effets sont multipliés par les poisons organiques et anesthésiques non éliminés.

« Ce sont encore de longues anémies, qui sont sans rapport avec des opérations habilement conduites et où l'hémostase fut parfaite, ou bien ce sont des vomissements persistants, des céphalalgies, du dégoût, de la neurasthénie, l'horreur de l'anesthésique, dont on reste imprégné longtemps.

« Avec le somnoforme, en peut-il être de même ? Non. Ou du moins, ces effets fâcheux ne peuvent être que bien moindres. Il entre et sort de l'organisme comme les gaz du sang, effleurant en quelque sorte le globule. C'est ce qui m'explique les succès que j'ai constatés dans les nombreuses observations que j'ai à signaler. »

D'autre part, M. de Trey, dans un récent mémoire, s'exprime sur le même sujet, de la façon suivante :

« Au moment de mettre sous presse, nous avons appris que l'administration du somnoforme aurait été suivie, dans quelques cas, de certains malaises. Or, nous avons invariablement trouvé comme cause de ces malaises :

« *a*) Une mauvaise administration de l'agent, par une personne inexpérimentée, à l'aide d'un appareil défectueux ;

« *b*) Une dose trop copieuse de somnoforme ;

« *c*) Le tempérament ou l'état du patient étaient tels, que le malaise serait survenu, quel que fût l'anesthésique employé ;

« *d*) On avait permis au patient de quitter le fauteuil trop tôt après l'opération, ceci, spécialement dans les services hospitaliers ;

« *e*) On avait négligé de pencher en avant la tête du malade immédiatement après une opération buccale, lui laissant ainsi avaler une quantité de sang considérable, susceptible de provoquer des vomissements.

« La négligence des précautions voulues explique pourquoi le somnoforme, dans les mains de quelques praticiens, n'a pas donné les résultats auxquels ils s'attendaient ; et au lieu de s'en prendre à eux-mêmes, on les a vus entamer des polémiques où ils s'efforçaient de prouver que le somnoforme était en faute et non pas eux. »

De son côté, le docteur A. Bert parle ainsi, dans sa communication sur le somnoforme :

« Quant à nous, nous ne saurions ajouter sur cette question aucune note personnelle, ayant eu la bonne fortune, jusqu'ici, de n'observer dans ces anesthésies, rien que de très normal.

« Avec l'éther, aussi bien qu'avec le chloroforme, il est dans la pratique des cas plus simples, plus favorables, plus satisfaisants que d'autres. Il en est de même avec le somnoforme ; les individus forts et vigoureux, les alcooliques, les nerveux sont beaucoup plus pénibles à endormir que les autres.

« Avec eux, la dose doit être doublée quelquefois, et souvent l'anesthésie est encore insuffisante. Comme le dit M. de Trey, ceux qui s'endorment mal avec le somnoforme s'endormiraient mal avec n'importe quel anesthésique. Il nous est arrivé, à nos débuts, de ne pas pouvoir endormir un patient excessivement nerveux, malgré l'emploi de quatre ampoules, c'est-à-dire d'une dose quadruple de la moyenne. Nous dûmes recourir à l'éther et eûmes une très grande peine à nous rendre maître de sa résistance. Il fallut employer deux flacons de 125 grammes. A la même époque, un jeune homme, également réfractaire, nous avoua que, l'année d'avant, on avait eu un très grand mal à l'anesthésier à l'éther. Depuis que nous employons un masque à bourrelets pneumatiques, nous n'avons plus rencontré de sujets réfractaires.

« L'emploi du somnoforme pour commencer les anesthésies à l'éther me rend également certains services. Ici, différents cas peuvent se présenter. Chez les sujets qui ne sont ni des nerveux, ni des alcooliques, on obtient un sommeil paisible et rapide, vraiment remarquable. La période d'excitation si pénible, qui marque le début des anesthésies à l'éther est supprimée et le patient, alors qu'il est sous l'influence du somnoforme, inhale une quantité de vapeurs d'éther suffisante pour la continuation de la narcose. Il suffit de substituer rapidement au masque à somnoforme le bonnet à éther. Au réveil, aucun mauvais souvenir, aucune répulsion pour une nouvelle anesthésie, si les circonstances viennent à rendre celle-ci nécessaire. »

Après de tels témoignages, apportés par des praticiens d'une si haute compétence, le somnoforme entre avec une place enviée dans la série des anesthésiques. En effet, tout ce qui vient d'être dit ne démontre-t-il pas jusqu'à l'évidence la sûreté et la bonté du somnoforme comme anesthésique. Certes, cela ne veut pas dire qu'on puisse l'administrer sans précautions, il faut toujours agir avec prudence, surveiller son malade et être prêt à toutes les éventualités, mais il est démontré aujourd'hui que le somnoforme n'a, à son actif, que très peu d'accidents et, en tous les cas, point de mortels.

CONCLUSIONS

Il nous reste maintenant, avant de poser notre plume, à jeter une rapide coup d'œil sur ce que nous venons d'exposer et à condenser en quelques lignes finales les enseignements généraux qui ressortent de ces études.

Nous avons vu que le somnoforme est l'anesthésique le plus sûr, le plus rapide, celui avec lequel on n'a, pour ainsi dire, aucun mécompte, et que son emploi, tendant à se généraliser, l'emportera sans doute sur le chloroforme et l'éther, employés en petite chirurgie, qui sont plus énergiques, mais d'action plus lente et plus longue, et toujours plus dangereux.

Il semblerait résulter de ceci, que l'administration du somnoforme doit nécessiter moins de précautions, étant donnée son élimination très rapide de l'organisme. Ce serait tomber dans une grossière erreur que de le croire.

L'anesthésique, quel qu'il soit, agit toujours peu ou prou en poison dans l'organisme où il est introduit, et c'est précisément l'état plus ou moins sain de cet organisme même qui crée ou atténue le danger.

C'est, en effet, sur le sang d'abord, sur les nerfs ensuite qu'agit l'agent anesthésique. C'est pourquoi les *alcooliques* sont peut-être le plus sensibles à son action. Et, en vérité, rien de plus logique : la muqueuse laryngée, la muqueuse pharyngée, l'épiglotte — c'est, à proprement parler, tout le fond de la cavité buccale — sont en état de congestion permanente ; comment pourrait-il se faire que l'agent anesthésique, qui vient d'abord frapper tout cela avant d'aller vers le cœur, pût passer sans produire de troubles !

Aussi, dès les premières inhalations, le malade regimbe, lutte, se débat.

Le nerveux vient après l'alcoolique, comme sensibilité à l'action de l'agent anesthésique. Les effets des premières inhalations sont presque identiques, peut-être un peu moins violents, mais plus saccadés, et ceci tient à l'excitabilité vraiment remarquable de ce sujet, qui ne peut pas, même pour les choses les plus simples, mais non habituelles, ne pas être pris d'appréhension.

En somme, c'est le bon état ou la destruction plus ou moins avancée de l'organisme, qui fixe la puissance de sensibilité à l'action anesthésique. Et cela est si vrai, que tous les agents anesthésiques sont d'une innocuité presque absolue pour les enfants. Ne faut-il pas voir, dans cette particularité remarquable, l'indication d'un état moral parfaitement calme, correspondant à un bon équilibre organique, alors que nous voyons, comme nous venons de le dire, des sujets dont l'organisme est affaibli, présenter, lorsqu'ils sont sur le fauteuil, un état moral si délabré qu'on en éprouve une profonde tristesse...

Certes, à l'état maladif de l'organisme, ne correspond pas toujours, inévitablement, un moral déplorable et l'on aurait tort d'en déduire *à priori*, qu' « organisme affecté et danger d'anesthésie » vont de pair.

A part les dégénérescences graisseuses quelles qu'elles soient, pour qui l'anesthésie est toujours redoutable, la plupart des autres maladies organiques ne sont pas des contre-indications à l'anesthésie, mais demandent, néanmoins, un redoublement de prudence et de soins. Telles sont, par exemple, les dégénérescences artérielles, calcaires et athéromateuses — les premières ossifient les tuniques des artères, les secondes les détruisent — la bronchite congestive, la tuberculose avancée.

Il faut y ajouter les maladies de l'*endocarde*, tunique tapissant intérieurement le cœur, telle que l'insuffisance organique manifeste, qui résulte de lésions atteignant les valvules du cœur (Lacassagne).

La grossesse, même avancée, à huit mois par exemple, les menstrues ne s'opposent pas à l'emploi de l'anesthésie. Il est même à noter que pour les femmes qui allaitent, l'anesthésie est préférable, car le choc opératoire provenant d'une extraction faite sans anesthésie peut entraver la lactation.

En résumé, lorsqu'on pratique l'anesthésie, il faut rigoureusement observer les règles suivantes :

Savoir si le patient souffre d'une maladie organique et de laquelle.

Débarrasser la bouche de tout corps étranger, pièces de prothèse dentaire (fausses dents, etc.).

Ne jamais pratiquer d'anesthésie sans avoir sous la main tout ce qu'il faut pour parer à tous événements : ouvre-bouche, pince à langue, seringue de Pravaz, éther, nitrate d'amyle, caféine, etc.

Ne jamais opérer seul. Ce point, excessivement important, est fréquemment inobservé, il tombe cependant sous le sens que vouloir pratiquer seul et anesthésie et opération, est de la plus lourde imprudence, car il est impossible au chirurgien de diriger et de surveiller son anesthésie, alors qu'il doit, en même temps, manœuvrer son bistouri, son davier ou son thermocautère.

Il faut un aide, un aide s'occupant exclusivement de l'administration de l'anesthésique et surveillant ses effets, qu'il doit suivre attentivement par l'examen de la pupille, de la face et de la respiration du sujet. C'est à lui de se rendre compte, par la production des réflexes, du point de sommeil et d'insensibilité.

Si la pupille se dilate brusquement, si la respiration se ralentit, si elle s'arrête, alerte ! Suspendre immédiatement les inhalations et employer tous les moyens pour réveiller le sujet :

Flageller la face à l'aide de la main ou d'un linge mouillé. Si le résultat est nul, après un essai d'expiration forcée, en comprimant le thorax, saisir la langue avec la pince, débarrasser la cavité buccale des mucosités et du sang qui peuvent s'y trouver et pratiquer la traction rythmée de la langue.

Il faut quelquefois pratiquer ces tractions pendant un temps très long, avant de voir l'organisme reprendre son fonctionnement ; on peut aider à cette reprise, soit en projetant vivement de l'eau chaude au creux de l'estomac ou en donnant 4 à 8 gouttes de nitrate d'amyle, soit par des injections sous-cutanées d'éther ou de caféine.

Nous devons rappeler ici que le malade qui va être anesthésié doit avoir le corps libre, de façon à ce que les phénomènes fonctionnels ne soient gênés en rien. Dans la grande chirurgie, le patient est nu, ou en chemise, mais dans la chirurgie dentaire, si on laisse au patient des vêtements, c'est le moins possible et très lâches, toutes attaches défaites. Jamais de corset.

Nous avons vu que presque tous les anesthésiques produisent des rêves. Ceux-ci sont, en général, érotiques chez les femmes. Et il en est qui se sont plaintes que le praticien avait abusé d'elles. La chose était inexacte, la malade avait mélangé la réalité et le rêve. Néanmoins, si l'opérateur n'avait pas eu d'aide pour pratiquer l'anesthésie et fut resté seul avec sa cliente ?... C'était, fort probablement, l'affirmation de la cliente qui eût fait foi.

Cette seconde raison devrait déterminer tous les dentistes à n'anesthésier qu'avec un aide.

Toujours à cause de cette facilité qu'a le malade à mélanger son rêve et la réalité, on doit observer le silence le plus absolu.

« La règle du silence, dit A.-S. Underwood, doit être encore observée au moment du réveil, pour éviter que le sujet s'excite ou garde le moins de souvenir de l'opération; puis, pour favoriser le crédit de l'anesthésique, il importe de ne pas réveiller brusquement le sujet. Il faut le laisser absolument tranquille pendant au moins une minute après l'extraction, surtout s'il s'est débattu pendant l'opération. On se gardera de retirer le bâillon, de toucher la tête du sujet et de lui dire un seul mot, car c'est justement pendant les dernières secondes que les rêves et les sensations illusoires se produisent.On voit souvent les personnes lutter et essayer de saisir les mains de l'opérateur à la fin de l'extraction, puis au bout de quelques secondes de silence absolu, elles reviennent à elles en ne se souvenant de rien. Or, si elles avaient été réveillées brusquement, il est très probable qu'elles auraient conservé le souvenir du sentiment de lutte et de contrainte, augmenté de phénomènes imaginaires, résultant d'un demi-rêve. »

Il nous revient à la mémoire un fait typique, qui nous est personnel et qui corrobore ce que nous venons de citer :

Ayant à endormir une demoiselle, nous constatâmes, aux premières inhalations, une excitation très violente. L'opération faite, l'aide, croyant la malade encore endormie, nous dit à voix basse, et sans autre pensée : « Cette demoiselle est nerveuse ».

Quelques secondes après, la malade, complètement réveillée, éclate en longs sanglots et manifeste un désespoir dont nous cherchons en vain à comprendre la cause.

A quelques jours de là, l'ayant revue, nous nous informâmes de la cause de cette crise de larmes :

« Ah ! répond notre cliente, votre docteur m'a traitée d'hystérique, l'autre jour. Mais j'ai été de suite consulter un spécialiste, qui m'a affirmé qu'il s'était trompé et vous m'en voyez tout heureuse, car votre docteur m'avait désespérée. »

Ainsi donc, une phrase, mal interprétée par la malade et lui ayant déplu, avait été la seule cause de ces larmes, ces craintes et ce désespoir.

Même pendant la période d'insensibilité, les bruits extérieurs affectent le système nerveux du sujet :

Ayant à endormir un jour un de nos amis, qui adorait les voyages, nous nous mîmes, dès le début de l'anesthésie, à citer à haute voix les noms de diverses localités. A son réveil, notre ami nous déclara avoir fait le voyage le plus charmant du monde.

L'anesthésie au son d'un phonographe produit des effets du même ordre.

On conçoit, dès lors, qu'en dehors de l'opérateur et de ses aides, on doive bannir toute personne étrangère de la salle d'opération.

Nous voici parvenu au terme de la tâche que nous nous étions proposée.

Nous avons vu que l'emploi des anesthésiques se généralise et que l'accroissement progressif de leur crédit correspond à une plus parfaite connaissance de leurs effets physiologiques, à un surcroît de précautions dans leur administration, qui atténuent, au point de les faire disparaître, tous dangers d'accidents, enfin même, à la création d'un agent tel que ces dangers deviennent inexistants.

Et il semble que l'on ait fait, tout d'un coup, un pas immense dans l'avenir. N'est-ce pas demain que l'on pourra s'abandonner aux mains du chirurgien, sans l'ombre d'une appréhension, d'une crainte ?... Quelques minutes, l'on n'a point souffert et cependant, l'opération sanglante, cette chose qu'on redoutait, est faite... Demain ?... Mais n'est-ce pas aujourd'hui ? N'est-ce pas tout à l'heure ?...

8401 — Imprimeries Réunies, Lyon.

www.ingramcontent.com/pod-product-compliance
Ingram Content Group UK Ltd.
Pitfield, Milton Keynes, MK11 3LW, UK
UKHW020952220726
13924UKWH00002B/643